Ratgeber Sexueller Missbrauch

Ratgeber Kinder- und Jugendpsychotherapie
Band 21

Ratgeber Sexueller Missbrauch

Prof. Dr. Lutz Goldbeck, Dr. Marc Allroggen,
M.Sc.Psych. Annika Münzer, Dipl.-Psych. Miriam Rassenhofer,
Prof. Dr. Jörg M. Fegert

Herausgeber der Reihe:

Prof. Dr. Manfred Döpfner, Prof. Dr. Dr. Martin Holtmann,
Prof. Dr. Franz Petermann

Begründer der Reihe:

Manfred Döpfner, Gerd Lehmkuhl, Franz Petermann

Lutz Goldbeck
Marc Allroggen
Annika Münzer
Miriam Rassenhofer
Jörg M. Fegert

Ratgeber Sexueller Missbrauch

Informationen für Eltern, Lehrer und Erzieher

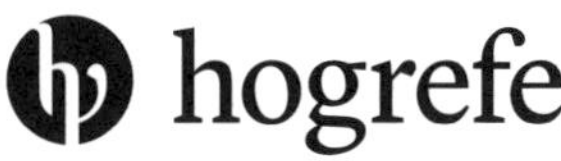

Prof. Dr. Lutz Goldbeck, geb. 1958. Seit 2001 Leitender Psychologe an der Klinik für Kinder- und Jugendpsychiatrie/-psychotherapie des Universitätsklinikums Ulm, dort Leiter der Sektion Psychotherapieforschung und Verhaltensmedizin mit Ausbildungszentrum für Verhaltenstherapie.

Dr. med. Marc Allroggen, geb. 1972. Seit 2008 Oberarzt am Universitätsklinikum Ulm, dort Komm. Sektionsleiter Institutsambulanz und Leiter des Bereichs Forensische Kinder- und Jugendpsychiatrie/-psychotherapie.

M.Sc.Psych. Annika Münzer, geb. 1985. Seit 2012 wissenschaftliche Mitarbeiterin an der Klinik für Kinder- und Jugendpsychiatrie/-psychotherapie des Universitätsklinikums Ulm.

Dipl.-Psych. Miriam Rassenhofer, geb. 1983. Seit 2015 Psychologin an der Klinik für Kinder- und Jugendpsychiatrie/-psychotherapie des Universitätsklinikums Ulm.

Prof. Dr. med. Jörg M. Fegert, geb. 1956. Seit 2001 Ärztlicher Direktor der Abteilung für Kinder- und Jugendpsychiatrie/-psychotherapie des Universitätsklinikums Ulm.

Bibliografische Information der Deutschen Nationalbibliothek

Die Deutsche Nationalbibliothek verzeichnet diese Publikation in der Deutschen Nationalbibliografie; detaillierte bibliografische Daten sind im Internet über http://dnb.dnb.de abrufbar.

Hogrefe Verlag GmbH & Co. KG
Merkelstraße 3
37085 Göttingen
Deutschland
Tel. +49 551 999 50 0
Fax +49 551 999 50 111
verlag@hogrefe.de
www.hogrefe.de

Umschlagabbildung: gettyimages.de © Bonita Cooke
Satz: Matthias Lenke, Weimar
Druck: Media-Print Informationstechnologie, Paderborn
Printed in Germany
Auf säurefreiem Papier gedruckt

1. Auflage 2017

(E-Book-ISBN [PDF] 978-3-8409-1681-6; E-Book-ISBN [EPUB] 978-3-8444-1681-7)
ISBN 978-3-8017-1681-3
http://doi.org/10.1026/01681-000

Zielsetzung des Ratgebers

Wenn ein Kind oder ein(e) Jugendliche(r) Hinweise gibt, dass er/sie sexuell missbraucht wurde, sind Eltern und Erzieher verständlicher Weise hochgradig alarmiert und verunsichert. Manchmal sind die Hinweise vage und bedürfen erst der behutsamen, aber zielgerichteten Aufklärung. Wie können Eltern und Erzieher in solchen Situationen angemessen reagieren? Welche Hilfen für betroffene Kinder, Jugendliche und Familien sind möglich und sinnvoll? Welche Anlaufstellen gibt es und wie können Betroffene vor weiterem Missbrauch geschützt werden? Benötigen alle Betroffene eine Therapie und welche Therapien sind wirksam?

Diese und andere Fragen sollen in diesem Ratgeber, der sich an Eltern, Erzieher und Lehrer richtet, behandelt und beantwortet werden. Dieser Band soll dazu beitragen, dass Eltern und Pädagogen sich dem unangenehmen Thema Sexueller Missbrauch stellen, ohne überzureagieren. Das gelegentlich undurchschaubare Hilfesystem von Strafverfolgungsbehörden, Jugendämtern, Beratungsstellen und Therapeuten wird erläutert und es werden Hinweise gegeben, welche Wege zum Wohle des betroffenen Kindes beschritten werden sollten. Durch Hinweise für die Gesprächsführung mit missbrauchten Kindern und Jugendlichen wollen wir Eltern und Pädagogen ermutigen, sich dem Thema konstruktiv zu nähern und die Betroffenen bei der Hilfeplanung stets zu beteiligen.

Dieser Ratgeber ist Bestandteil der Reihe „Leitfaden Kinder- und Jugendpsychotherapie“ und soll den entsprechenden Band unserer Autorengruppe (Goldbeck, Allroggen, Münzer, Rassenhofer & Fegert, 2017) ergänzen, der sich an Fachleute richtet. Dieser Ratgeber ist teilweise mit Förderung durch das Bundesministerium für Bildung und Forschung in der Förderlinie Gesundheitsforschung und Pädagogische Forschung zu Kindesmisshandlung, Misshandlung, Vernachlässigung entstanden (Förder-Kennzeichen 01KR1202A, 01KR1304A, 01SR1215B, 01SR1201A).

Ulm, Juli 2016

Lutz Goldbeck, Marc Allroggen,
Annika Münzer, Miriam Rassenhofer
und Jörg M. Fegert

Inhalt

1 Was ist sexueller Missbrauch?

Von sexuellem Missbrauch spricht man dann, wenn der Kontakt zwischen einem Kind bzw. einer/einem Jugendlichen und einer missbrauchenden Person der sexuellen Befriedigung der missbrauchenden oder auch einer anderen Person dient. Missbrauchende Personen sind häufig Erwachsene, jedoch kann sexueller Missbrauch auch von minderjährigen Jugendlichen oder Kindern ausgehen, die entweder deutlich älter als das betroffene Kind oder in einer Position sind, in der sie Macht und Kontrolle über das betroffene Kind haben. Kennzeichen sexuellen Missbrauchs ist in jedem Fall ein Machtgefälle zwischen der missbrauchenden Person und dem betroffenen Kind. Das betroffene Kind wird an einer sexuellen Handlung beteiligt, die es aufgrund seines Alters und/oder seines Entwicklungsstands noch nicht vollständig verstehen und somit auch nicht sein Einverständnis dazu geben kann.

Sexueller Missbrauch kann mit direktem Körperkontakt geschehen. Hierzu gehört das unangebrachte Berühren und Streicheln des Kindes, der Austausch von Zärtlichkeiten, Küssen, Reiben der Genitalien oder auch das Eindringen in Vagina, Anus oder Mund des Kindes mit dem Penis, Fingern, der Zunge oder Gegenständen.

Daneben gibt es jedoch auch sexuellen Missbrauch ohne direkten Körperkontakt. Einige Sexualtäter befriedigen sich, indem sie ihre Genitalien vor einem Kind entblößen oder indem sie Kinder dabei beobachten oder filmen, wie diese sich ausziehen. Auch sexuelle Belästigung über neue Medien, wie beispielsweise das „Online-Grooming“, bei dem in Chats Kinder oder Jugendliche angesprochen werden, um eine sexuelle Beziehung mit ihnen zu beginnen, stellt einen sexuellen Missbrauch dar und hat in den letzten Jahren durch die verbreitete Nutzung sozialer Netzwerke und digitaler Kommunikation zugenommen.

Häufig versuchen missbrauchende Personen, sich bei den Kindern auf spielerische Weise einzuschmeicheln, indem sie sie bevorzugen oder ein besonderes Vertrauensverhältnis zu ihnen aufbauen. Teilweise werden Kinder auch mit Geld, Süßigkeiten und anderen Gefallen bestochen. Manchmal werden Kinder schikaniert oder bedroht, um sie zum Stillschweigen über den Missbrauch zu zwingen. Etwas seltener wenden missbrauchende Personen Gewalt an. Wichtig ist, anzuerkennen, dass solch sexuelles Verhalten durch Erwachsene oder auch Zwang ausübende bzw. ältere Kinder und

Jugendliche in jedem Fall sexuellen Kindesmissbrauch darstellt, unabhängig davon, ob das betroffene Kind tatsächlich körperlich verletzt wird, sich wehrt oder die Situation als angenehm empfindet.

Aufgrund des großen Dunkelfeldes sind genaue Aussagen über die Häufigkeit sexuellen Missbrauchs nicht möglich. Anhand von Studien kann jedoch geschätzt werden, dass ungefähr eine Million Kinder in Deutschland betroffen sind. Mädchen werden häufiger Opfer sexuellen Missbrauchs als Jungen. Die Täter sind in den meisten Fällen männlich, es gibt jedoch auch einen zwar geringen, aber dennoch existierenden Anteil von etwa 10% weiblichen Täterinnen.

Sexueller Missbrauch kann innerhalb von Familien, im sozialen Umfeld von Kindern, in Institutionen, in denen Kinder betreut werden, oder auch im Freizeitbereich, in Vereinen oder Gruppen geschehen. Nur zu einem geringen Anteil wird sexueller Missbrauch durch Täter bzw. Täterinnen begangen, die dem Kind nicht bekannt sind.

2 Wie kann man Kinder und Jugendliche vor Missbrauch schützen?

Erwachsene haben die Schutz- und Fürsorgepflicht für Kinder und Jugendliche, d. h. sie müssen aktiv für den Schutz von Kindern eintreten und Kindern bzw. Jugendlichen zuhören, wenn sie von unangenehmen Situationen erzählen.

Wenn Eltern Aufsichtspersonen für ihre Kinder auswählen, wie z. B. Babysitter oder Nachbarn, sollten sie diesen signalisieren, welche Umgangsformen ihnen wichtig sind und welche körperlichen Berührungen nicht toleriert werden. Denn das Risiko, dass Kinder im Verwandten- und Freundeskreis sexuell missbraucht werden, ist größer als das Risiko eines Missbrauchs durch Fremde.

Dennoch können Erwachsene Kinder nicht immer vor allem schützen. Es ist wichtig, mit Mädchen und Jungen vorsorglich über sexuellen Missbrauch zu sprechen. Dabei ist es nicht das Ziel, Kinder zu ängstigen, sondern ihnen altersgerecht wichtige Aspekte zu vermitteln:

- Kinder haben ein Recht, darüber zu bestimmen, wer sie wann und wie anfasst, d. h. Kinder können darüber informiert werden, dass es unterschiedliche Formen des Körperkontaktes gibt und welche notwendig sind. Eine frühzeitige Sexualerziehung hilft Kindern dabei, einzuschätzen, welche Handlungen nicht in Ordnung sind, und sich mitzuteilen, wenn ihnen körperliche Annäherungen unangenehm sind.
- Kinder haben das Recht, „Nein“ zu sagen, wenn sie jemand auf eine Art berührt, die ihnen unangenehm ist. Beispielsweise kann man den Hinweis geben, dass es Menschen gibt, die sich von Kindern an ihrem Penis oder ihrer Scheide berühren lassen möchten, und dass dies keine akzeptablen Wünsche sind.
- Kinder können darüber informiert werden, dass es Geheimnisse geben kann, über die sie mit Erwachsenen sprechen dürfen, auch wenn es ihnen jemand verbieten und ihnen Angst machen will: Sich bei Erwachsenen Hilfe zu holen ist kein Petzen.
- Mütter und Väter sollten mit ihren Kindern über deren Internetnutzung sprechen, Nutzungszeiten, geeignete Seiten und Verhaltensregeln vereinbaren, wie etwa die Regel, dass online keine Handynummern oder Adressen weitergeben werden.

Weitere Ziele, die Eltern und Bezugspersonen bei der Erziehung ihrer Kinder anstreben sollten, um sie vor übergriffigem Verhalten anderer zu schützen, sind die Förderung von Selbstvertrauen und Selbstbestimmung sowie einer positiven Einstellung zum eigenen Körper. Im Alltag sollten die Scham- und Körpergrenzen aller Familienmitglieder gewahrt werden.

Merke:

Wichtig ist, anzuerkennen, dass es keine 100%ig sicheren Methoden gibt, um einem sexuellen Missbrauch vorzubeugen. Weder Kinder und Jugendliche noch Eltern und Bezugspersonen tragen somit die Verantwortung, falls dennoch ein sexueller Missbrauch geschieht. Die Verantwortung liegt stets beim Täter!

3 Was sind Hinweise darauf, dass Kinder/ Jugendliche möglicherweise missbraucht wurden?

Eine Liste mit sicheren Anzeichen dafür, dass Kinder oder Jugendliche sexuell missbraucht worden sind, gibt es nicht. Die Verhaltensweisen, die Kinder oder Jugendliche in der Folge sexueller Gewalterfahrungen zeigen können, sind zu vielfältig und zu ungenau, um von diesen sicher auf einen Missbrauch zurückschließen zu können. So gibt es durchaus Kinder und Jugendliche, die (zunächst) in der Folge sexueller Gewalt keine Symptome einer Belastung und keine Verhaltensveränderung zeigen. Andere Kinder und Jugendliche hingegen zeigen sehr deutliche Verhaltensauffälligkeiten und wieder andere zeigen Auffälligkeiten, ohne dass ein sexueller Missbrauch vorliegt. In der Folge sollen daher einige Anzeichen und Hinweise dargestellt werden, die darauf hindeuten, dass es zu einem sexuellen Missbrauch gekommen ist.

3.1 Äußerungen der Kinder oder Jugendlichen

Äußerungen der Kinder oder Jugendlichen über erlebte sexuelle Handlungen gegen deren Willen oder ohne deren Einverständnis stellen sicherlich den wichtigsten Hinweis auf sexuelle Gewalt dar. Die Angaben des Kindes oder Jugendlichen können, auch in Abhängigkeit ihres Entwicklungsstandes, unterschiedlich genau sein. Jüngere Kinder berichten häufig zunächst eher davon, dass mit ihnen etwas Seltsames gemacht worden ist, ohne dass sie den sexuellen Übergriff als solchen eindeutig benennen können. Ältere Kinder und Jugendliche können sehr direkt von erlebtem Missbrauch berichten. Unabhängig vom Entwicklungsstand ist jedoch zu berücksichtigen, dass das Erzählen über das Erlebte den Betroffenen aufgrund von Schamgefühlen, Einschüchterungen oder unbegründeten Schuldgefühlen eher schwerfällt. Zeigen Sie deshalb Geduld, Verständnis und sichern Sie dem Kind Ihre Unterstützung zu (siehe auch Kapitel 6).

Bisweilen stellen Kinder Erlebtes auch in Zeichnungen und Bildern dar. Seien Sie bitte vorsichtig bei unkritischen Rückschlüssen, z. B. wenn Ihr

Kind scheinbar einen Penis malt. Hier ist es sinnvoll, zunächst offen nachzufragen, was das Kind darstellen wollte, bevor man an einen sexuellen Übergriff denkt.

3.2 Körperliche Symptome

Einige körperliche Symptome können einen Hinweis auf einen sexuellen Missbrauch geben. Hierbei spielen vor allen Dingen Verletzungen oder Entzündungen im Bereich der Scheide, des Penis oder dem After eine Rolle, aber auch Infektionen im Genitalbereich (insbesondere mit Geschlechtskrankheiten) sowie eine Schwangerschaft bei sehr jungen Mädchen stellen wichtige Hinweise dar. Gerade bei jüngeren Kindern fallen entsprechende Verletzungen oder Rötungen häufig bei der Pflege der Kinder auf. Ältere Kinder und Jugendliche zeigen möglicherweise Verletzungen in der Folge der Anwendung von Zwang oder Gewalt (z. B. Blutergüsse an den Oberschenkeln, unklare Verletzungen am Körper).

Bestehen entsprechende Hinweise, so sollte zunächst das Gespräch mit den Kindern oder Jugendlichen gesucht werden. Dabei sollten Sie darauf achten, dass Sie nicht direkt nach einem sexuellen Missbrauch fragen, sondern das Gespräch offen beginnen. Ein guter Einstieg in das Gespräch, das in einer ruhigen Atmosphäre stattfinden sollte, ist es, Bezug auf die aufgefallenen Verletzungen zu nehmen.

Beispiele für die Gesprächseröffnung:
- „Mir sind deine Verletzungen aufgefallen. Hast du dir da aus Versehen wehgetan oder hat dich da jemand verletzt?“
- „Du hast da am Oberschenkel einen großen blauen Fleck. Wie ist das denn passiert?“

Bei direkter Nachfrage nach einem sexuellen Übergriff besteht vor allem bei jungen Kindern die Gefahr, dass diese, unabhängig von den tatsächlichen Geschehnissen, ein entsprechendes Ereignis bejahen, um die für sie möglicherweise unangenehme Situation zu beenden. Möchte Ihr Kind zunächst nicht über die Situation sprechen, signalisieren Sie Ihre Sorge und machen Sie deutlich, dass Sie jederzeit für ein Gespräch zur Verfügung stehen (siehe auch Kapitel 6).

Bei schwerwiegenden oder unklaren körperlichen Verletzungen ist selbstverständlich ein Arzt hinzuzuziehen. Sollte es sich um frische Verletzungen im Genitalbereich handeln, empfiehlt sich unabhängig von der Schwere der Verletzung eine ärztliche Vorstellung, um eventuelle Beweisspuren sichern zu können.

3.3 Psychische Symptome und Verhaltensauffälligkeiten

Oft wird davon ausgegangen, dass ein sexualisiertes Verhalten (siehe Tabelle 1) bei einem Kind ein sicherer Hinweis auf einen erlebten sexuellen Missbrauch sei. Diese Vorstellung ist nicht richtig. Das Interesse, die eigenen Genitalien oder die anderer Kinder anzufassen oder andere Kinder oder Erwachsene nackt zu sehen (sog. Doktorspiele) ist Teil einer normalen kindlichen Entwicklung. Problematisch ist, wenn diese Verhaltensauffälligkeiten andauernd, in Verbindung mit Gewalt oder bei deutlichem Altersabstand zwischen den Beteiligten auftreten. In letzterem Fall kann dann ein sexualisiertes Verhalten Hinweis auf einen erlebten sexuellen

Tabelle 1:
Überblick über sexualisierte Verhaltensweisen bei jungen Kindern

Normales Verhalten	Deutlich auffälliges Sexualverhalten
Die Verhaltensweisen sind selten und vorübergehend und die Kinder sind von diesen leicht abzulenken.	Die Verhaltensweisen treten häufig auf und sind anhaltend. Das Kind reagiert verärgert, wenn es von den Verhaltensweisen abgelenkt wird.
• Berühren der eigenen Geschlechtsteile. • Selbstbefriedigung (heimlich oder öffentlich). • Interesse an Geschlechtsteilen anderer Kinder: – z. B. Anschauen oder Anfassen der Geschlechtsteile anderer Kinder oder neuer Geschwister; – gegenseitiges Zeigen der Geschlechtsteile unter Kindern. • Versuche, Gleichaltrige/Erwachsene nackt zu sehen.	Das sexuelle Verhalten • bezieht Kinder mit mehr als vier Jahren Altersunterschied ein; • ist häufig (täglich) zu beobachten; • ist in vielfältigen Variationen zu beobachten; • geht mit körperlichem oder emotionalem Schmerz von Beteiligten einher; • geht mit körperlicher Gewalt oder Zwang einher.

Missbrauch sein. Allerdings ist dieses Verhalten auch bei Kindern zu beobachten, die anderen Belastungen (z. B. Verwahrlosung, körperliche Misshandlung), sowie bei Kindern, die keinen relevanten Belastungen ausgesetzt sind.

Kinder und Jugendliche leiden nach einem sexuellem Missbrauch häufiger als nicht missbrauchte Gleichaltrige an sehr unterschiedlichen psychischen Störungen. Hier können alle möglichen Phänomene zu beobachten sein, z. B. Konzentrationsstörungen, Depressionen, Reizbarkeit, Ängste, selbstverletzendes Verhalten, Wutanfälle oder Stimmungsschwankungen sowie Einnässen und Einkoten. Das Risiko, dass Kinder und Jugendliche sich wünschen, nicht mehr am Leben zu sein oder sogar planen, sich das Leben zu nehmen, ist ebenfalls erhöht. Auch der Missbrauch von Alkohol oder Drogen zur Unterdrückung quälender Gefühle, das Begehen von Straftaten und andere Risikoverhaltensweisen können nach sexuellem Missbrauch vermehrt auftreten.

Als psychische Folgen nach sexuellem Missbrauch finden sich häufig
- ungewollte Erinnerungen an das Erlebte, z. B. in Form von inneren Bildern, Gedanken und Träumen,
- das Vermeiden von Situationen, Orten, Personen, Gedanken, Gefühlen und Gesprächen, die an den sexuellen Missbrauch erinnern
- sowie andauernde erhöhte körperliche Anspannung, die sich in Schlafstörungen, Reizbarkeit, Konzentrationsschwierigkeiten, übermäßiger Wachsamkeit und Schreckhaftigkeit äußern kann.

Die hier beschriebenen Symptome sprechen jedoch nicht eindeutig für einen sexuellen Missbrauch, sondern signalisieren lediglich, dass etwas nicht in Ordnung ist. Ebenso ist es aber möglich, dass Kinder und Jugendliche in der Folge oder in Zusammenhang mit einem sexuellen Missbrauch ein überangepasstes und betont unauffälliges Verhalten zeigen.

Zudem ist es möglich, dass zwischen einem sexuellen Übergriff und dem Auftreten erster Verhaltensauffälligkeiten Wochen oder Monate liegen, sodass für Eltern nicht immer ein Zusammenhang zu bestimmten Ereignissen hergestellt werden kann.

Merke:

Nicht jedes sexuell missbrauchte Kind oder jeder missbrauchte Jugendliche entwickelt anhaltende Auffälligkeiten oder gar psychische Störungen. Es gibt im Übrigen kein Symptom, das eindeutig auf einen sexuellen Missbrauch hinweist. Die meisten psychischen Auffälligkeiten sind durch viele unterschiedliche Einflüsse bedingt und können daher nicht als „Beweis" eines sexuellen Missbrauchs angesehen werden. Für die Feststellung eines Missbrauchs sind eindeutige Berichte der Betroffenen oder der Täter erforderlich. Alle o. g. allgemeinen Auffälligkeiten sollten aber dazu führen, das Gespräch mit dem Kind und Jugendlichen zu suchen, um Hilfe anzubieten und um die Ursachen der Verhaltensauffälligkeiten bzw. Beschwerden zu klären.

4 Wie geht man mit der Vermutung eines sexuellen Missbrauchs um?

Allein die Vermutung auszusprechen, ein Kind könne missbraucht worden sein, ist oft ein großer Schritt. Tatsächlich sollte man versuchen, sich darüber klar zu werden, wie es zu der Vermutung kam, ob es andere Erklärungen gibt, wie handfest der Verdacht ist, ob das betroffene Kind sich von sich dazu geäußert hat, wie eindeutig diese Äußerungen waren etc.

Missbrauchsvermutungen spielen in familienrechtlichen Verfahren, z. B. bei Umgangsfragen oder sehr konfliktgeladenen Trennungen, immer wieder eine Rolle. Dabei kann es sein, dass tatsächlich etwas vorgefallen ist. Es kann aber auch sein, dass normale Symptome einer Belastung, die das Kind allein schon wegen des vereinbarten Umgangs und den Konflikten zwischen den Eltern haben kann, als Anzeichen für etwas Schlimmeres fehlgedeutet werden. Es gibt keine für Missbrauch typischen Verhaltensauffälligkeiten bei Kindern. Das bedeutet auch, dass Reaktionen, wie beispielsweise Angst vor dem Umgang mit einem Elternteil, Übermüdung oder Traurigkeit nach einem Umgangswochenende, nicht eindeutig auf einen sexuellen Missbrauch hinweisen.

Deshalb ist es wichtig, gerade in der sehr belastenden Situation, wenn die Missbrauchsvermutung aufkommt, ruhig Blut zu bewahren. Berichtet Ihr Kind z. B. über ein Missbrauchserlebnis während einer Freizeitfahrt, ist es wichtig, Verständnis und Mitgefühl zu zeigen, dem Kind zu sagen, dass es richtig ist, dass es sich Ihnen anvertraut hat. Sie sollten jedoch nicht laut, entsetzt oder panisch reagieren, da Sie sonst den bedrohlichen Eindruck noch verstärken, den die Situation auf Ihr Kind gehabt hat. Auch wenn Ihnen das, was Ihr Kind Ihnen mitgeteilt hat, recht seltsam vorkommt und Sie es kaum glauben können, dass z. B. eine Autoritätsperson, der Sie vertrauen, oder auch ein Klassenkamerad so etwas getan haben soll, sollten Sie Ihr Kind zunächst ruhig anhören.

Bevor Sie Ihrem Kind Fragen stellen, sollten Sie sich möglichst gut merken, was es frei von sich aus berichtet. Um die Erstaussage Ihres Kindes zu dokumentieren, ist es im Allgemeinen wichtig, dass Sie sich dazu Notizen machen. Das Notierte kann Ihnen auch beim Ordnen Ihrer Gedanken helfen. Wie bei einer guten Tageszeitung sollten Sie hier Bericht von Kommentar trennen. Das bedeutet, dass Sie zuerst aufschreiben sollten, was Sie gesehen und gehört haben. Dann notieren Sie getrennt hiervon, welche Fragen Sie sich hierzu stellen, was Ihre Gefühle sind, und was die nächsten Schritte sein könnten. Hierdurch nimmt die Gefahr, dass Sie Verhalten deuten, interpretieren und spekulieren, etwas ab.

Holen Sie sich Rat bei vertrauten Personen und/oder fachkundigen Personen bzw. Experten. Viele Kinder- und Jugendpsychiater oder Kinder- und Jugendlichenpsychotherapeuten sind bereit, in solchen Krisensituationen schnelle Notfalltermine anzubieten. Besteht die Vermutung, dass das Kind körperlich verletzt ist, sollte dies schleunigst abgeklärt werden, am besten in einer spezialisierten Kinderschutzambulanz oder der Ambulanz einer Kinderklinik. Die Homepage der AG KiM gibt eine Übersicht über die dort organisierten Kinderschutzambulanzen. Erziehungsberatungsstellen und auf sexuellen Missbrauch und Kinderschutzfragen spezialisierte Beratungsstellen gibt es an vielen Orten in Deutschland. Das Hilfetelefon des Unabhängigen Beauftragten Sexueller Kindesmissbrauch (Tel. 0800 2255530) bietet deutschlandweit Beratung in solchen Situationen an und kann Ihnen auch Beratungsstellen in Ihrer Nähe nennen (siehe auch *Wichtige Adressen und Anlaufstellen* im Anhang, S. 44).

Handeln Sie nicht spontan aus der Empörung heraus, wenn Sie aufgebracht sind, sondern versuchen Sie, sich zu beruhigen und zunächst die Fakten abzuwägen. Wenn Sie z. B. spontan sofort mit Ihrem Kind zur Polizei gehen und Strafanzeige erstatten, haben Sie damit Ermittlungen eingeleitet, die Sie zunächst nicht mehr stoppen können. Sie können Ihre Anzeige später nicht mehr zurückziehen, denn es handelt sich hierbei um sogenannte Offizialdelikte, bei denen durch die Polizei ermittelt werden muss.

An vielen Orten gibt es Abteilungen der Kriminalpolizei, die auf die Vernehmung betroffener Kinder spezialisiert sind. Diese sind bestens auf solche Fälle vorbereitet, in denen Kinder als „Opferzeugen“ beteiligt sind. Wenn Sie sich zu einer Strafanzeige entschieden haben, sollten Sie darauf achten, dass Ihr Kind unter den bestmöglichen Bedingungen vernommen wird. Seine Aussagen sollten möglichst unverfälscht und bestmöglich dokumentiert werden, um unnötige und belastende Mehrfachvernehmungen zu vermeiden.

Wenn Sie als Eltern Missbrauch bei einem anderen Kind, z. B. einer Mitschülerin oder einem Mitschüler Ihres Kindes, vermuten oder wenn Ihr Kind

Ihnen berichtet, dass z. B. eine Freundin sich ihm anvertraut hat, können Sie nach § 8b SGB VIII mit einer erfahrenen Fachkraft Kontakt aufnehmen. Diese muss vom örtlichen Jugendamt gestellt werden und wird Sie über Ihre weiteren Schritte beraten (siehe Kasten).

Anspruch auf Beratung durch eine erfahrene Fachkraft (§ 8b SGB VIII[1])

§ 8b Fachliche Beratung und Begleitung zum Schutz von Kindern und Jugendlichen

(1) Personen, die beruflich in Kontakt mit Kindern oder Jugendlichen stehen, haben bei der Einschätzung einer Kindeswohlgefährdung im Einzelfall gegenüber dem örtlichen Träger der Jugendhilfe Anspruch auf Beratung durch eine insoweit erfahrene Fachkraft.
(2) Träger von Einrichtungen, in denen sich Kinder oder Jugendliche ganztägig oder für einen Teil des Tages aufhalten oder in denen sie Unterkunft erhalten, und die zuständigen Leistungsträger haben gegenüber dem überörtlichen Träger der Jugendhilfe Anspruch auf Beratung bei der Entwicklung und Anwendung fachlicher Handlungsleitlinien

1. zur Sicherung des Kindeswohls und zum Schutz vor Gewalt sowie
2. zu Verfahren der Beteiligung von Kindern und Jugendlichen an strukturellen Entscheidungen in der Einrichtung sowie zu Beschwerdeverfahren in persönlichen Angelegenheiten.

[1] Sozialgesetzbuch (SGB) – Achtes Buch (VIII) – Kinder- und Jugendhilfe

5 Welche rechtlichen Rahmenbedingungen gibt es?

5.1 Strafrecht

Sexueller Missbrauch ist eine Straftat gegen die sexuelle Selbstbestimmung. Für die Einordnung der verschiedenen Sexualdelikte nach unterschiedlichen Paragraphen des Strafgesetzbuchs (StGB) gelten sogenannte verschiedene Schutzaltersgrenzen. „Sexueller Missbrauch von Kindern“ nach § 176 StGB betrifft Kinder unter 14 Jahren. Der „sexuelle Missbrauch von Schutzbefohlenen unter 16 Jahren“ wird in § 174 StGB geregelt. Der „sexuelle Missbrauch von Jugendlichen“ wird nur dann bestraft, wenn die Tat die Zwangslage einer oder eines Jugendlichen ausnutzt (§ 182 StGB bis 24 Uhr am Tag vor dem Erreichen des 18. Geburtstags). „Sexueller Missbrauch Widerstandsunfähiger“ (§ 179 StGB) liegt vor, wenn das Kind oder der bzw. die Jugendliche aufgrund einer geistigen oder schweren körperlichen Behinderung oder bei einer schweren psychiatrischen Erkrankung sich nicht ausreichend wehren kann oder überhaupt nicht zur willentlichen Zustimmung in der Lage ist. Dies gilt auch bei Narkotisierung, z. B. beim Einsatz von K.o.-Tropfen.

Üblicherweise erfolgt eine Strafanzeige bei der Polizei. Dabei sollte darauf geachtet werden, dass nicht einfach beim Polizeirevier vor Ort eine erste Aussage gemacht wird, sondern nur gegenüber spezialisierten, in der Vernehmung von eventuell missbrauchten Kindern und Jugendlichen geschulten Beamten bei der Kriminalpolizei.

Merke:

Es gibt keine Anzeigepflicht bei Verdacht auf sexuellen Missbrauch! Bei den genannten Straftaten handelt es sich aber um Offizialdelikte, das bedeutet, wenn Sie Anzeige erstatten, kann diese nicht bei der Polizei wieder zurückgenommen werden. Nur die Staatsanwaltschaft oder später ein Gericht können über eine Einstellung des Verfahrens entscheiden. Die einmal begonnene Strafermittlung kann also nicht wieder aufgehalten werden, wie beispielsweise durch Zurückziehen der Anzeige.

Opferberatungsstellen können beraten, ob im speziellen Fall eine Strafanzeige Aussicht auf Erfolg hat oder nicht. Bei der Abwägung von Vor- und Nachteilen einer Anzeige muss auch immer berücksichtigt werden, wie belastbar die betroffenen Kinder bzw. Jugendlichen sind, und ob bei ihnen noch weitere Belastungen vorliegen.

Was die rechtlichen Vorgehensweisen betrifft, so haben die Sorgeberechtigten und die betroffenen Kinder und Jugendlichen wichtige, den weiteren Verlauf entscheidende Wahlmöglichkeiten. Diese sollen hier vorgestellt werden (siehe Abbildung 1).

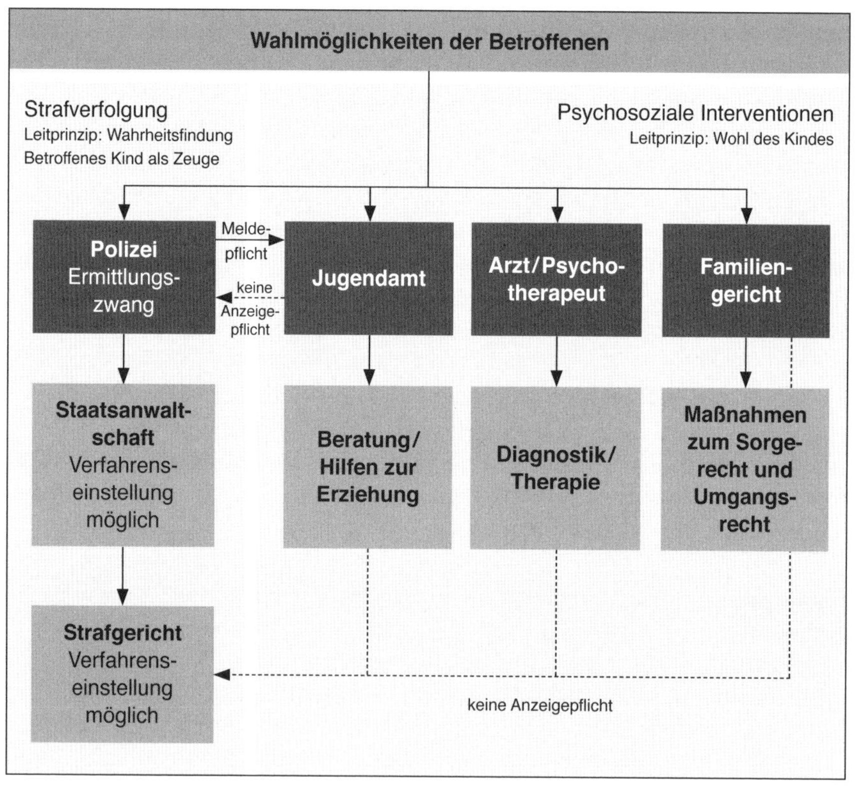

Abbildung 1:
Wahlmöglichkeiten der Betroffenen bei sexuellen Übergriffen auf Kinder und Jugendliche in Deutschland (angepasst nach Fegert, Berger, Klopfer, Lehmkuhl & Lehmkuhl, 2001)

Sehr häufig werden Missbrauchsfälle verschwiegen und es wird auf jede Art von Hilfe verzichtet. Dies ist sicher die ungünstigste Alternative. Andererseits sollte auch nicht unüberlegt oder überstürzt eine Strafanzeige erfolgen, da, wie gesagt, für die Ermittlungsbehörden (Polizei und Staatsanwaltschaft) Ermittlungszwang besteht. Das Strafrecht setzt sich in erster Linie mit den Beschuldigten auseinander. Es prüft, ob aus den Aussagen und anderen Beweismitteln ein Anklagevorwurf erhoben werden kann. Es müssen Einzeltaten nachgewiesen und abgeurteilt werden können. Die betroffenen Kinder und Jugendlichen sind in solchen Verfahren Opferzeugen, deren Aussage häufig infrage gestellt und durch ein Glaubhaftigkeitsgutachten überprüft wird. Sie können als Nebenkläger aber auch Verfahrensbeteiligte werden. In Deutschland besteht eine Meldepflicht der Polizei an das Jugendamt, damit das Jugendamt bei Gefährdungshinweisen, die der Polizei bekannt sind, Kinderschutzmaßnahmen einleiten kann. Umgekehrt besteht für professionelle Helfer beim Jugendamt, in medizinisch-therapeutischen Einrichtungen oder für das Familiengericht keine Anzeigepflicht, und schon gar nicht für die Betroffenen oder die Personensorgeberechtigten.

Merke:

Der wichtigste Ansprechpartner bei Verdacht auf Kindeswohlgefährdung im Rahmen eines sexuellen Missbrauchs ist das Jugendamt am Wohn- bzw. Aufenthaltsort des betroffenen Kindes!

Dieses kann auch in Krisensituationen durch eine Inobhutnahme nach § 42 SGB VIII das Kind zu seinem Schutz bei einer geeigneten Person oder in einer geeigneten Einrichtung (z. B. einem Heim) unterbringen, wenn es einer andauernden Gefährdung ausgesetzt ist.

5.2 Kinder- und Jugendhilfe

Der zentrale Weg im Kinderschutz geht über die Kontaktaufnahme zum Jugendamt oder die direkte Kontaktaufnahme mit dem Familiengericht, Letzteres vor allem bei Fällen, in denen schon Verfahren beim Familiengericht im Raum stehen, wie z. B. ein Scheidungsverfahren. Falls Ihnen Behandelnde Ihres Kindes zu einer solchen Kontaktaufnahme raten, sollten Sie diesem Rat folgen. Zwar haben viele Eltern Vorbehalte gegenüber dem Jugendamt, es ist aber die vorgesehene Behörde, die im Sinne des Wächteramts der staatlichen Gemeinschaft überprüfen muss, ob die angemessene Pflege und Erziehung von Kindern sowie ihr Wohlergehen garantiert sind. Die Verfassung schützt dabei zunächst einmal die Rechte der sorgeberechtigten Eltern. Gleichzeitig wird aber auch betont, dass über die Ausübung der elterlichen Pflichten die staatliche Gemeinschaft wacht (siehe Kasten).

Auszug aus dem Grundgesetz für die Bundesrepublik Deutschland – Schutz von Ehe und Familie sowie staatliches Wächteramt

Artikel 6

(1) Ehe und Familie stehen unter dem besonderen Schutze der staatlichen Ordnung.

(2) Pflege und Erziehung der Kinder sind das natürliche Recht der Eltern und die zuvörderst ihnen obliegende Pflicht. Über ihre Betätigung wacht die staatliche Gemeinschaft.

(3) Gegen den Willen der Erziehungsberechtigten dürfen Kinder nur aufgrund eines Gesetzes von der Familie getrennt werden, wenn die Erziehungsberechtigten versagen oder wenn die Kinder aus anderen Gründen zu verwahrlosen drohen.

(4) Jede Mutter hat Anspruch auf den Schutz und die Fürsorge der Gemeinschaft.

(5) Den unehelichen Kindern sind durch die Gesetzgebung die gleichen Bedingungen für ihre leibliche und seelische Entwicklung und ihre Stellung in der Gesellschaft zu schaffen wie den ehelichen Kindern.

Deshalb wurde im sogenannten Bundeskinderschutzgesetz (Gesetz zur Stärkung eines aktiven Schutzes von Kindern und Jugendlichen) auch eine Regelung eingeführt, die Berufsgeheimnisträgern wie z. B. Kinder- und Jugendlichenpsychotherapeuten, Psychologischen Psychotherapeuten, Ärzten, aber auch Rechtsanwälten oder Lehrern die Erlaubnis erteilt, das Jugendamt auch ohne Zustimmung der Sorgeberechtigten einzuschalten, wenn ernsthafte Hinweise für eine Kindeswohlgefährdung vorliegen und diese die notwendige Einschaltung ablehnen.

5.3 Familiengerichtliches Verfahren

Nach § 7 Abs. 2 FamFG (Gesetz über das Verfahren in Familiensachen und in den Angelegenheiten der freiwilligen Gerichtsbarkeit), also dem Gesetz, welches das Familienrechtsverfahren regelt, sind alle Personen, deren Rechte durch das Familienverfahren unmittelbar betroffen sind, Verfahrensbeteiligte. Deshalb sind sowohl die betroffenen Kinder als auch ihre Eltern automatisch am Verfahren beteiligt. Wenn wie bei sexuellem Missbrauch der Verdacht auf eine Kindeswohlgefährdung besteht, ist auch das Jugendamt am Verfahren zu beteiligen (§ 162 Abs. 2, Satz 1 FamFG). In anderen Verfahren bleibt es dem jeweiligen Jugendamt selbst überlassen, ob es sich beteiligt. Vor Gericht hat jede Person Anspruch auf „rechtliches Gehör" (Art. 3 Grundgesetz). § 37 FamFG regelt für Familiengerichte, dass nur anhand von Tatsachen und Beweisen entschieden werden darf, zu denen sich die Beteiligten vorher äußern konnten. Beispielsweise muss einem sorgeberechtigten Vater, der wegen sexuellen Missbrauchs angeschuldigt wird, erst die Gelegenheit gegeben werden, bei Gericht Stellung zu nehmen. Daraufhin muss das Gericht die Vorwürfe erst prüfen, bevor Anträge, wie etwa auf Hausverbot, gegen den Vater gestellt werden können. Die rechtliche Situation von Kindern in einem familiengerichtlichen Verfahren, vor allem wenn Kindeswohlgefährdung wie bei sexuellem Missbrauch im Raum steht, ist problematisch. Gerade dann, wenn ein Familienmitglied oder Partner eines Elternteils möglicherweise der Täter ist, braucht das Kind Unterstützung in seiner rechtlichen Situation. Deshalb setzt das Familiengericht in solchen Fällen üblicherweise einen Verfahrensbeistand (nach § 158 FamFG) für das Kind ein.

Besonders problematisch für viele Kinder ist die Frage, ob sie in solchen Verfahren aussagen sollen. Prinzipiell können auch Minderjährige selbst entscheiden, ob sie die Aussage verweigern wollen oder nicht. Bei dieser Entscheidung benötigen sie aber die Erlaubnis des gesetzlichen Vertreters, falls sie die Tragweite ihrer Entscheidung noch nicht verstehen. Die Sorgeberechtigten als gesetzliche Vertreter stehen oft untereinander im Konflikt und sind sich uneinig. Für diesen Fall sieht das Bürgerliche Gesetzbuch (BGB) vor, dass ein Ergänzungspfleger nach § 1909 BGB zu bestellen ist, wenn die gesetzlichen Vertreter des Kindes und das Kind selbst unterschiedliche Interessen haben. Betroffene Kinder und Jugendliche müssen sowohl über ihre Rechte zur Beteiligung am Familienverfahren sowie über ihre Rechte zur Verweigerung ihrer Zeugenaussage (Zeugnisverweigerungsrecht) informiert werden. Prinzipiell müssen Kinder in familiengerichtlichen Verfahren zwingend persönlich vom Richter angehört werden (§ 159 FamFG). § 1666 BGB regelt familiengerichtliche Maßnahmen bei Gefährdung des Kindeswohls (siehe Kasten). Die Verhältnismäßigkeit von Einschränkungen der elterlichen Sorge durch das Gericht muss beachtet werden. Nach § 1666a dürfen Maßnahmen, bei denen das Kind von seinen Eltern getrennt wird, nur erfolgen, wenn zuvor alle anderen, weniger eingreifenden öffentlichen Hilfen ausgeschöpft wurden.

Familiengerichtliche Maßnahmen bei Gefährdung des Kindeswohls

§ 1666 BGB

(1) Wird das körperliche, geistige oder seelische Wohl des Kindes oder sein Vermögen gefährdet und sind die Eltern nicht gewillt oder nicht in der Lage, die Gefahr abzuwenden, so hat das Familiengericht die Maßnahmen zu treffen, die zur Abwendung der Gefahr erforderlich sind.

(2) In der Regel ist anzunehmen, dass das Vermögen des Kindes gefährdet ist, wenn der Inhaber der Vermögenssorge seine Unterhaltspflicht gegenüber dem Kind oder seine mit der Vermögenssorge verbundenen Pflichten verletzt oder Anordnungen des Gerichts, die sich auf die Vermögenssorge beziehen, nicht befolgt.

(3) Zu den gerichtlichen Maßnahmen nach Absatz 1 gehören insbesondere

1. Gebote, öffentliche Hilfen wie zum Beispiel Leistungen der Kinder- und Jugendhilfe und der Gesundheitsfürsorge in Anspruch zu nehmen,
2. Gebote, für die Einhaltung der Schulpflicht zu sorgen,
3. Verbote, vorübergehend oder auf unbestimmte Zeit die Familienwohnung oder eine andere Wohnung zu nutzen, sich in einem bestimmten Umkreis der Wohnung aufzuhalten oder zu bestimmende andere Orte aufzusuchen, an denen sich das Kind regelmäßig aufhält,

4. Verbote, Verbindung zum Kind aufzunehmen oder ein Zusammentreffen mit dem Kind herbeizuführen,
5. die Ersetzung von Erklärungen des Inhabers der elterlichen Sorge,
6. die teilweise oder vollständige Entziehung der elterlichen Sorge.

(4) In Angelegenheiten der Personensorge kann das Gericht auch Maßnahmen mit Wirkung gegen einen Dritten treffen.

6 Was können Eltern, Erzieher und Lehrer tun, wenn ein sexueller Missbrauch stattgefunden hat?

Eltern, Erzieher oder Lehrer sind neben Freunden die wichtigsten ersten Ansprechpartner der betroffenen Kinder und Jugendlichen. Von ihren Reaktionen hängt es wesentlich ab, ob die Betroffenen vor fortgesetztem oder wiederholtem Missbrauch geschützt werden können, und ob der Missbrauch ohne langfristige negative Folgen für die Gesundheit und Entwicklung des Kindes bzw. Jugendlichen bleibt.

Wenn Eltern, Erzieher oder Lehrer von einem sexuellen Missbrauch erfahren, sind sie meistens entsetzt und verunsichert. Typische Fehler sind dann das Ignorieren der Hinweise oder vorschnelle und planlose Überreaktionen. Eltern und Pädagogen sollten daher der Sicherheit und dem Schutz des betroffenen Kindes bzw. Jugendlichen und seinen Bedürfnissen nach Unterstützung und Orientierung bei der Bewältigung der durch den Missbrauch entstandenen Belastungssituation Vorrang einräumen.

Die folgenden allgemeinen Empfehlungen können hierbei für Eltern, Erzieher oder Lehrer Orientierung geben:

1 **Schenken Sie dem betroffenen Kind bzw. der/dem Jugendlichen Gehör**, wenn es vom Missbrauch berichtet oder Fragen in diesem Zusammenhang stellt. Stellen Sie die Glaubwürdigkeit des Kindes oder Jugendlichen bzw. die Glaubhaftigkeit der Angaben zum Missbrauch nicht infrage. Vermeiden Sie Suggestionen, d. h. fragen Sie auch nichts „in das Kind bzw. den Jugendlichen hinein“.

2 **Seien Sie stets klar in der Bestätigung der Unrechtmäßigkeit von sexuellem Missbrauch.** Lassen Sie keinen Zweifel daran aufkommen, dass der Täter die volle Verantwortung für den Missbrauch trägt.

3 **Versichern Sie dem betroffenen Kind bzw. der/dem Jugendlichen, dass es bzw. sie/er auf jeden Fall die Hilfe erhalten wird**, die es bzw. sie/er benötigt, und dass Sie mit Ihren Möglichkeiten dazu beitragen werden.

4 Wenn es Hinweise auf fortgesetzten Missbrauch gibt, den das betroffene Kind oder die bzw. der Jugendliche nicht aus eigenen Kräften abwenden kann, **planen Sie möglichst gemeinsam mit dem betroffenen Kind bzw. der/dem Jugendlichen die nächsten Schritte zu seinem bzw. ihrem Schutz.** In der Regel benötigen Sie hierbei – wenn Sie nicht sorgeberechtigt sind – entweder die Mitarbeit eines sorgeberechtigten Elternteils oder des zuständigen Jugendamts am Wohnort bzw. Aufenthaltsort des Kindes/Jugendlichen.

5 **Holen Sie den Rat von erfahrenen Fachkräften** im Jugendamt oder in Fachberatungsstellen bei der Planung von Hilfemaßnahmen ein.

6 **Beteiligen Sie so weit wie möglich das betroffene Kind oder die Jugendliche bzw. den Jugendlichen** bei allen weiteren Maßnahmen. Sichern Sie ihm bzw. ihr jedoch keine uneingeschränkte Verschwiegenheit gegenüber Dritten zu, denn Sie können möglicherweise nicht allein helfen.

7 **Beachten Sie die verschiedenen Zuständigkeiten von Behörden, Beratern und Therapeuten** (vgl. Kapitel 5). Machen Sie sich klar,

- dass Sie mit einer Einschaltung von Polizei und Staatsanwaltschaft neben akuter Gefahrenabwehr vor allem täterbezogene Maßnahmen der Strafverfolgung auslösen,
- dass für den Schutz der Betroffenen, wenn dieser nicht von den Eltern bzw. Sorgeberechtigten gewährleistet werden kann, die Hinzuziehung des Jugendamts notwendig ist und
- dass bei Hinweisen auf gesundheitliche und psychische Störungen des betroffenen Kindes oder Jugendlichen Ärzte oder Psychotherapeuten aufgesucht werden sollten.

6.1 Was können Eltern tun?

Für den nicht seltenen Fall, dass der sexuelle Missbrauch von Familienangehörigen begangen wurde, ergeben sich Besonderheiten und Konfliktsituationen, die im Kapitel 7 näher behandelt werden. In diesem Abschnitt gehen wir zunächst davon aus, dass ein Missbrauch außerhalb des engeren Familienkreises stattgefunden hat.

Sowohl in rechtlicher als auch in psychologischer Betrachtung sind die Eltern die wichtigsten Bezugspersonen des von sexuellem Missbrauch betroffenen Kindes oder Jugendlichen. Für den Schutz eines Kindes vor Gefahren, so auch vor einem sexuellen Missbrauch, sind die sorgeberechtigten Eltern verantwortlich. Ist ihr Kind missbraucht worden, erleben Eltern oft Schuldgefühle, auch wenn sie keine Möglichkeit hatten, den Missbrauch zu verhindern. Diese Schuldgefühle können zur Folge haben, dass Eltern den Missbrauch entweder nicht wahrhaben wollen, ihn bzw. mögliche Folgen bagatellisieren, oder dass sie überreagieren, das Kind fortan ängstlich bewachen und noch gar nicht eingetretene negative Folgen für die Entwicklung und Gesundheit ihres Kindes befürchten.

Bedenken Sie, dass Ihr Kind nach einem Missbrauch vor allem Bestätigung und Sicherheit benötigt. Es ist im Allgemeinen gut, offen mit dem Kind in einer seinem Entwicklungsstand angepassten Weise über den Missbrauch zu sprechen, wenn es der Klärung und Rückversicherung dienlich ist. Entlastend ist die Information, dass sexueller Missbrauch leider keine Seltenheit ist und dass Ihr Kind mit seinen Erlebnissen nicht allein ist.

Neben Informationen über den Missbrauch ist es wichtig, das durch den Missbrauch verloren gegangene Vertrauen Ihres Kindes in Erwachsene bzw. deutlich ältere Personen wieder zu stärken und für das Kind verlässlich zu bleiben. Vermitteln Sie Ihrem Kind die nötige Sicherheit und Zuversicht, ohne den stattgefundenen Missbrauch zu verharmlosen. Weiterer Kontakt zum Täter sollte bei einer nicht einzuschätzenden Wiederholungsgefahr einstweilen nicht mehr oder nur unter Aufsicht erfolgen. Haben Sie Verständnis dafür, wenn Ihr Kind infolge des erlebten Missbrauchs vorübergehend besonders ängstlich oder misstrauisch reagiert, und helfen Sie ihm, übertriebene Ängste schrittweise wieder abzubauen. Verabreden Sie mit Ihrem Kind nach Bedarf einen Sicherheitsplan für schwierige Situationen, z. B. wenn Ihr Kind allein unterwegs ist, den Ort des Missbrauchs vermeiden will oder nicht allein zu Hause bleiben möchte. Ein solcher Sicherheitsplan könnte z. B. Notruf-Telefonnummern oder das Einüben von Strategien zum Ansprechen vertrauenswürdiger Erwachsener beinhalten. Informieren

Sie Lehrer oder Erzieher, wenn Ihr Kind infolge eines Missbrauchs verändertes Verhalten oder Lern- und Konzentrationsstörungen zeigt.

Arztbesuche bzw. körperliche Untersuchungen sollten Sie veranlassen, wenn es Hinweise auf körperliche Übergriffe und mögliche Verletzungen oder körperliche Beschwerden durch den Missbrauch gibt. Nur nach körperlichen Übergriffen im Rahmen eines Missbrauchs können unter Umständen medizinische Untersuchungen zur später gerichtsverwertbaren Dokumentation körperlicher Spuren des Missbrauchs beitragen. Eine solche Befunddokumentation kann dann in späteren Gerichtsverfahren Bedeutung erlangen. Ansonsten kann eine körperliche Untersuchung auch ohne Beschwerden oder andere Hinweise auf gesundheitliche Störungen zur Rückversicherung der körperlichen Unversehrtheit des Kindes in Betracht kommen. Erklären Sie Ihrem Kind die Notwendigkeit und den Ablauf der Untersuchungen bzw. bitten Sie den Untersucher hierbei um Unterstützung, und erzwingen Sie keine Untersuchungen gegen den Willen Ihres Kindes, wenn diese Eingriffe nicht aus medizinischen Gründen notwendig sind. Zwangsmaßnahmen und etwaige erneut als Überwältigung erlebte körperliche Untersuchungen können die psychologischen Folgen eines Missbrauchs verschlimmern.

Bedenken Sie, dass eine Reihe von Verhaltensauffälligkeiten, Ängsten und Stressreaktionen (siehe Kapitel 3) nach einem sexuellen Missbrauch typisch sind, jedoch bei guter Unterstützung des betroffenen Kindes oder Jugendlichen meistens nach einigen Wochen oder Monaten wieder abklingen. Holen Sie sich in dieser Phase die Hilfe, die Sie und Ihr Kind benötigen. Beratungsstellen können in den ersten Wochen und Monaten nach dem Bekanntwerden des Missbrauchs Hilfestellung geben. Sollte das Verhalten und Befinden Ihres Kindes auch nach mehreren Monaten noch auffällig und besorgniserregend sein, sollten Sie mit Ihrem Kind einen Kinder- und Jugendlichenpsychotherapeuten oder einen Facharzt für Kinder- und Jugendpsychiatrie und Psychotherapie aufsuchen. Dort kann ein etwaiger Therapiebedarf abgeschätzt werden, und Sie erhalten Informationen über Therapiemöglichkeiten.

Falls weitere Kinder bei Ihnen leben, beachten Sie auch deren Befinden und versuchen Sie, indirekte Auswirkungen des Missbrauchs auf die nicht betroffenen Kinder zu bedenken. Im Fall, dass mehrere Ihrer Kinder von Missbrauch betroffen sind, ist eine gemeinsame Bewältigung angezeigt, wobei Sie die unterschiedlichen individuellen Reaktionen und Bedürfnisse Ihrer Kinder in Betracht ziehen sollten.

6.2 Was können Lehrer und Erzieher tun?

Wenn Lehrer und Erzieher auf den sexuellen Missbrauch eines ihnen anvertrauten Kindes oder Jugendlichen aufmerksam werden, können sie durch angemessene Reaktionen zur Bewältigung des Missbrauchs beitragen. Nur wenn das Kind oder die Jugendliche sich durch seine sorgeberechtigten Eltern nicht ausreichend unterstützt fühlt oder wenn ein Erzieher oder Lehrer vom betroffenen Kind oder Jugendlichen als erster und einziger Ansprechpartner für Fragen im Zusammenhang mit einem Missbrauch ausgewählt wurde, sollten Erzieher und Lehrer weitere Hilfemöglichkeiten erklären und bei Bedarf vermitteln und anbahnen können (siehe Kapitel 4, 5 und 6.1).

Wenn Missbrauch innerhalb der Institution stattgefunden hat, in der Sie als pädagogische Fachkraft tätig sind, liegt bei Ihnen bzw. bei der Leitung Ihrer Einrichtung eine besondere Verantwortung bei der Aufklärung des Missbrauchs, bei der Hilfestellung für die Betroffenen und bei der Vermeidung von Wiederholungen. Ein offener Umgang bei der Aufarbeitung solcher Fälle kann zum Wiederaufbau des Vertrauens der Kinder und Jugendlichen sowie ihrer Eltern in ihre Institution beitragen. Im Einzelfall müssen Sie mit ängstlichen und vermeidenden Reaktionen des Kindes rechnen, bis hin zur Verweigerung des Besuchs bzw. des weiteren Aufenthalts in Ihrer Einrichtung. Ein Einrichtungswechsel des betroffenen Kindes sollte in Abstimmung mit den sorgeberechtigten Eltern gut abgewogen werden, zumal Vermeidung, Ängstlichkeit und andere Stresssymptome auch in anderen ähnlichen Einrichtungen auftreten können. Vorrangig sind die Wiederherstellung eines Sicherheitsgefühls auf Seiten des betroffenen Kindes oder Jugendlichen, z.B. mit Ausarbeitung eines Sicherheitsplans.

In den ersten Tagen und Wochen nach einem bekannt gewordenen Missbrauch sollten Sie Rücksicht auf ein verändertes Verhalten und Befinden des betroffenen Kindes oder Jugendlichen nehmen. Gleichwohl ist es wichtig, den Betroffenen so normal wie möglich zu begegnen und die üblichen Regeln und Abläufe beizubehalten. Vorübergehende Lernschwierigkeiten,

Leistungseinbrüche und Aufmerksamkeitsstörungen eines Schülers sollten nicht getadelt oder als Faulheit fehlgedeutet werden. Es kann für alle Beteiligten hilfreich sein, sich in dieser Phase miteinander zu beraten, insbesondere mit den nicht missbrauchenden sorgeberechtigten Eltern, um den besten Weg bei der Unterstützung des betreffenden Kindes oder Jugendlichen zu finden.

Wenn Verhaltensauffälligkeiten, Lernstörungen oder Befindlichkeitsveränderungen eines missbrauchten Kindes oder Jugendlichen mehrere Monate lang anhalten, sollten Sie das Gespräch mit den Eltern bzw. Sorgeberechtigten suchen. Auch wenn sich solche Schwierigkeiten erst verzögert entwickeln oder verstärken, kann eine Empfehlung zur Vorstellung des betroffenen Kindes oder Jugendlichen bei einem Kinder- und Jugendlichenpsychotherapeuten oder Kinder- und Jugendpsychiater erfolgen.

6.3 Was können Ärzte und Psychotherapeuten tun?

Medizinische Untersuchungen in den ersten Stunden und Tagen nach einem sexuellen Missbrauch können in seltenen Fällen zur Beweissicherung in späteren Gerichtsverfahren dienen (siehe Kapitel 6.1, S. 31), sollten jedoch außerhalb von medizinischen Notfällen nicht gegen den Willen des betroffenen Kindes oder Jugendlichen erzwungen werden. Bei körperlichen Beschwerden, die mit einem sexuellen Missbrauch mit Körperkontakt begonnen haben, sollte unverzüglich eine medizinische Abklärung erfolgen. Auch wenn das Kind, der bzw. die Jugendliche oder die Angehörigen eine Rückversicherung der körperlichen Unversehrtheit benötigen, kann im Einvernehmen und nach guter Erklärung der medizinischen Maßnahmen eine körperliche Untersuchung hierzu beitragen. Da nicht alle Ärzte und Krankenhäuser in der Untersuchung sexuell missbrauchter Kinder erfahren sind, kann es hilfreich sein, eine kinder- und jugendgynäkologische Sprechstunde, eine auf Kinder und Jugendliche spezialisierte gerichtsmedizinische Ambulanz oder einen erfahrenen Facharzt für Kinder- und Jugendheilkunde aufzusuchen. Fragen Sie Ihren Hausarzt oder Kinderarzt nach geeigneten Anlaufstellen. In solchen klinischen Einrichtungen werden den Betroffenen die in seltenen Fällen nötigen medizinischen Behandlungsmöglichkeiten, z. B. bei Verletzungen oder Infektionen, oder mögliche Maßnahmen bei Schwangerschaften infolge eines Missbrauchs erläutert und eingeleitet.

Diagnostik und die evtl. nötige Therapie psychischer Folgestörungen eines sexuellen Missbrauchs werden von Kinder- und Jugendlichenpsychotherapeuten, Psychologischen Psychotherapeuten und Fachärzten für Kinder- und Jugendpsychiatrie und -psychotherapie durchgeführt. Dort werden im Gespräch und mithilfe von Fragebögen und Interviews zunächst alle wichtigen Informationen über die bisherige Entwicklung des Kindes, über den erlebten Missbrauch und über seitdem eingetretene Veränderungen im Verhalten und Befinden des Kindes bzw. Jugendlichen erhoben. Etwaige andere Ursachen als Missbrauch für vorliegende Symptome und Auffälligkeiten können abgegrenzt werden. Sind seit dem Missbrauch mehr als vier Wochen vergangen und gibt es Hinweise auf anhaltende Stresssymptome mit ungewolltem Wiedererleben, Vermeidungsverhalten, veränderter Stimmung, negativen Gedanken und Übererregbarkeit, wird beim Facharzt oder Psychotherapeuten das Vorliegen einer Posttraumatischen Belastungsstörung geprüft. Eine solche Störung kann mit einer auf die Bewältigung des Missbrauchs zielenden Psychotherapie auch im Kindes- und Jugendalter erfolgreich behandelt werden. Auch andere emotionale Störungen oder Verhaltensstörungen, die durch den sexuellen Missbrauch ausgelöst oder verstärkt wurden, können in der klinischen Untersuchung festgestellt werden und es können passende Behandlungen erläutert und eingeleitet werden.

Eltern und Pädagogen sollten darauf achten, bei missbrauchsbezogenen Gesundheitsfragen nur zur Heilkunde zugelassene (approbierte) und fachkundige Ärzte und Psychotherapeuten aufzusuchen. Diese sollten die Zulassung zur Versorgung gesetzlich krankenversicherter Personen besitzen, damit die Behandlungskosten von den Krankenkassen übernommen werden. Im Zweifelsfall können bei der Anmeldung die Informationen über Approbation und Kostenübernahme durch die Krankenkassen direkt erfragt werden. Außer der Erfüllung der genannten formalen Voraussetzungen ist es von Vorteil, wenn Ärzte und Psychotherapeuten sich in wissenschaftlich begründeten Therapiemethoden für traumatisierte Kinder und Jugendliche auskennen und diese Methoden auch anbieten können. Am besten wissenschaftlich abgesichert für die Behandlung von sexuell missbrauchten Kindern und Jugendlichen mit posttraumatischer Belastungsstörung sind auf die Bewältigung der traumatischen Missbrauchserfahrungen abzielende Methoden. Erfragen Sie am besten vor dem Beginn einer Therapie, welche Therapiemethode der Therapeut Ihres Kindes anwendet und erbitten Sie für sich und Ihr Kind Informationen über die vorgeschlagene Therapie. Therapeuten werden Ihnen gerne auf Nachfrage erläutern, welche Therapiemethoden sie einsetzen und welche wissenschaftlichen Grundlagen diese Methoden haben. Seien Sie zurückhaltend, wenn Therapeuten ihren Behandlungsplan nicht erklären oder begründen wollen oder können. Eine besondere Fort- und Weiterbildung in der psychotherapeutischen Versorgung von Kindern und Jugendlichen mit Belastungsstörungen wird von Inhabern eines entsprechenden Zertifikats der Deutschsprachigen Gesellschaft für Psychotraumatologie nachgewiesen (im Anhang, S. 47). In mehreren Bundesländern wurden flächendeckend Traumaambulanzen für Kinder und Jugendliche an Fachkliniken für Kinder- und Jugendpsychiatrie/Psychotherapie eingerichtet, die als erste Anlaufstellen für betroffene Kinder und Jugendlichen ohne längere Wartezeiten Diagnostik, Beratung und erste Therapiemaßnahmen nach Bedarf durchführen können.

6.4 Welche anderen Hilfen gibt es?

Das örtliche Jugendamt ist für die Garantie des Kindeswohls zuständig, wenn sorgeberechtigte Eltern nicht zur Abwendung einer Kindeswohlgefährdung durch oder nach sexuellem Missbrauch in der Lage sind (vgl. Kapitel 5). Es ergreift die notwendigen Maßnahmen zum Schutz des Kindes oder Jugendlichen, möglichst im Einvernehmen mit den Betroffenen und den Sorgeberechtigten, andernfalls auch mit Anrufung des Familiengerichts. Dem Jugendamt steht eine Bandbreite von Hilfemaßnahmen zur Verfügung, die sowohl der Familie und den Eltern als auch direkt dem Kind oder Jugendlichen gewährt werden können. In Notfällen kann das Jugendamt ein Kind oder einen Jugendlichen zur Gefahrenabwendung in Obhut nehmen. Bei Tätern aus dem Kreis der Aufenthaltsfamilie des Kindes sollte zwar eher der Täter als das missbrauchte Kind die Familie verlassen müssen, im Einzelfall wird jedoch bei nicht ausreichenden familiären Möglichkeiten die Fremdunterbringung des Kindes zur weiteren Sicherstellung seiner Erziehung und Förderung in Betracht kommen.

Psychologische Beratungsstellen für Eltern, Kinder und Jugendliche, Erziehungsberatungsstellen und auf Kinderschutz bzw. sexuellen Missbrauch oder auf die Beratung von Verbrechensopfern spezialisierte Anlauf- und Beratungsstellen bieten Betroffenen niedrigschwelligen, oft auch telefonischen Rat. Entsprechende Kontaktadressen finden sich auch auf der Homepage des Unabhängigen Beauftragten der Bundesregierung für Fragen des sexuellen Missbrauchs (vgl. Anhang, S. 45), der ebenfalls in seiner Verantwortung eine zentrale Hotline für Betroffene eingerichtet hat, die durch geschulte Fachkräfte bedient wird (Hilfetelefon Sexueller Missbrauch).

Die Polizei ist für die unmittelbare Gefahrenabwehr im Rahmen ihrer Ordnungsbefugnisse zuständig und wird in der Regel mit den sorgeberechtigten Eltern oder dem Jugendamt gemeinsam eine Lösung zur akuten Gefahrenabwendung suchen, z. B. bei aufgegriffenen, von zu Hause weggelaufenen Kindern. Bei begründeten Hinweisen auf sexuellen Missbrauch werden Polizei und Staatsanwaltschaft stets ein Ermittlungsverfahren einleiten, das zum Ziel hat, das Vorliegen einer Straftat zu klären und einen ermittelten Täter anzuklagen und einem Gerichtsverfahren zuzuführen. Hierbei wird das betroffene Kind oder die Jugendliche als Zeuge vernommen. Auch wenn Betroffene sich eine Bestrafung des Täters wünschen, werden viele Ermittlungsverfahren eingestellt. Auch ein ordentliches Strafgerichtsverfahren führt nur bei klarer Beweisführung oder bei geständigen Tätern zur Verurteilung des Täters. Betroffene müssen sich auf meist lange Ermittlungsverfahren und auf Belastungen durch die Zeugeneinvernehmungen einstellen. Informieren Sie sich bei Beratungsstellen des Weissen Rings oder bei ausgewiesenen Fachanwälten, welche Unterstützung es für minderjährige Zeugen in Strafverfahren gibt. Wenn noch kein Ermittlungsverfahren aufgrund von Hinweisen von dritter Seite läuft, sollten Betroffene bzw. die Sorgeberechtigten abwägen, ob sie sich bzw. ihrem Kind den Belastungen einer Zeugenrolle im Rahmen einer Strafanzeige und einem manchmal jahrelang andauernden Straf(ermittlungs)verfahren mit ungewissem Ausgang aussetzen wollen.

Ist durch den sexuellen Missbrauch ein nachweislicher Schaden für das Opfer entstanden, können Schadensersatzansprüche gegen den Schädiger oder unter bestimmten Umständen ersatzweise gegen den Staat nach dem Opferentschädigungsgesetz (OEG) geltend gemacht werden. Denkbar sind z. B. Rentenzahlungen oder Übernahme von Behandlungs- oder Betreuungskosten, die nicht anderweitig abgedeckt sind. Ansprüche im Rahmen des OEG werden vom zuständigen Versorgungsamt geprüft und beschieden, oft auf Grundlage von Sachverständigengutachten. Auch bei gerichtlichen Auseinandersetzungen um Ansprüche der Opfer gegen den Staat oder den Schädiger werden in der Regel Sachverständigengutachten eingeholt.

Dem Familiengericht kommt infolge eines sexuellen Missbrauchs unter Umständen eine wichtige Aufgabe bei der Sicherung des Kindeswohls zu. Von zentraler Bedeutung für diejenigen Kinder und Jugendlichen, die durch

Taten oder begünstigt durch Versäumnisse ihrer sorgeberechtigten Eltern missbraucht wurden, ist die Sicherstellung des weiteren Kindeswohls durch eine dementsprechende Sorgerechtsregelung. Hochproblematisch ist stets die Belassung der elterlichen Sorge bei Eltern, die den sexuellen Missbrauch ausgeübt oder ermöglicht haben, insbesondere wenn in der Folge des Bekanntwerdens des Missbrauchs von ihnen hierfür keine Verantwortung übernommen wurde. Das zuständige Familiengericht am Wohnort des Kindes kann in solchen Fällen auf Antrag eines nicht missbrauchenden sorgeberechtigten Elternteils oder des Jugendamts eine Abänderung der Regelung der elterlichen Sorge zur Sicherstellung des Kindeswohls beschließen. Auch für die Klärung des Kindeswohls im Zusammenhang mit dem persönlichen Umgang mit dem Kind, wenn dieser von einem Täter beantragt wurde, ist das Familiengericht zuständig und kann entsprechende Regelungen beschließen, bis hin zur Aussetzung des Umgangsrechts bei nicht anders abwendbarer Gefährdung des Kindeswohls.

Aufgrund der komplizierten rechtlichen Regelungen in den verschiedenen Gesetzbüchern kann im Einzelfall eine Rechtsberatung bzw. eine Vertretung durch einen Fachanwalt sinnvoll sein. Bei familiengerichtlichen Auseinandersetzungen kann das Gericht eine Verfahrenspflegschaft anordnen. Dem Verfahrenspfleger, meist juristisch oder pädagogisch qualifizierte Fachkräfte, obliegt es, den Rechten und Interessen des Kindes im Familiengerichtsverfahren Beachtung zu verschaffen.

6.5 Was ist überflüssig oder sogar schädlich?

Sexueller Missbrauch ist zweifelsfrei eine gravierende Belastung und erhöht das Risiko für eine Vielzahl von negativen Folgen für die Gesundheit und Entwicklung der davon betroffenen Kinder oder Jugendlichen. Dennoch bewältigen viele Kinder und Jugendliche einen sexuellen Missbrauch auch ohne bleibende Schäden, oft mithilfe ihrer Familie und ihrer nicht missbrauchenden Eltern oder anderer Bezugs- und Vertrauenspersonen. Welches Kind nach einem Missbrauch Therapie oder andere Hilfemaßnahmen benötigt und welches Kind auch ohne professionelle Unterstützung auskommt, sollte in den ersten Monaten nach einem bekannt gewordenen bzw. beendeten Missbrauch sorgfältig geklärt werden. Es wäre nicht zuletzt für die Betroffenen das falsche Signal, in jedem Fall eine Therapie zu veranlassen oder einzufordern.

Wie in Kapitel 5 und 6.4 erläutert, besteht keine Verpflichtung zur Anzeige bei den Strafverfolgungsbehörden. Die Interessen des betroffenen Kindes sollten daher bei der Entscheidung über eine Strafanzeige unbedingt berücksichtigt werden. Es ist aufgrund langer Verjährungsfristen auch möglich, diese Entscheidung zurückzustellen und dem Kind bzw. Jugendlichen zu einem späteren Zeitpunkt zu überlassen.

Überflüssig und oft quälend sind über eine lange Zeit durchgeführte Nachforschungen, wenn gar keine bedeutsamen Hinweise auf einen tatsächlich stattgefundenen sexuellen Missbrauch vorliegen, sondern nur äußerst vage Verdachtsmomente im Raum stehen. Die Grenzen der Erinnerungs- und Aussagefähigkeit von jüngeren Kindern sollten anerkannt werden, auch wenn der Wunsch besteht, über weiter gehegte Verdachtsmomente Klarheit zu gewinnen. Es gibt keine besonderen Methoden wie etwa Hypnose, Tests oder andere Techniken, mit denen eine fehlende Erinnerung der Betroffenen hervorgerufen werden könnte.

Entbehrlich und gelegentlich belastend sind körperliche Untersuchungen des Kindes, ohne dass es überhaupt Hinweise auf Missbrauch mit Körperkontakt gibt.

Ein stattgefundener sexueller Missbrauch wird für die davon Betroffenen stets eine belastende Erinnerung bleiben, kann jedoch ohne bleibende schwere Beeinträchtigungen verarbeitet werden. Die hilfreichen Bewältigungsstrategien, mit oder ohne professionelle Hilfe, sind oft sehr individuell und sollten respektiert werden. Ziel einer solchen Bewältigung sollte nicht das Vergessen sein, sondern vielmehr die Begrenzung von mit den Erinnerungen an den Missbrauch verbundenen Belastungen.

7 Was kann man tun, wenn der Missbrauch innerhalb der Familie stattfindet?

Sexueller Missbrauch eines Kindes durch ein Familienmitglied, sei es durch einen Erwachsenen, einen Jugendlichen oder ein Kind, konfrontiert eine Familie mit einer Situation, die noch einmal schwieriger ist, als wenn der Übergriff durch eine fremde oder bekannte, nicht verwandte Person erfolgt. Innerfamiliärer Missbrauch eines Kindes kann sowohl durch Geschwister (sog. Geschwisterinzest), Eltern, Stiefeltern bzw. neue Partner von Eltern oder übrige Verwandte erfolgen. Bereits der sexuelle Missbrauch eines Kindes durch Fremde löst bei Eltern häufig neben Wut auch das Gefühl von Hilflosigkeit sowie Schuldgefühle aus, das eigene Kind nicht hinreichend geschützt zu haben oder bei mehreren Übergriffen, diese nicht rechtzeitig bemerkt zu haben. Häufig kommen Sorgen hinzu, inwieweit das Kind die erlebten Belastungen überwinden kann. Bei sexuellen Übergriffen innerhalb der Familie werden diese Reaktionen noch einmal verstärkt und es entwickelt sich unter Umständen eine ausgeprägte Dynamik. Im Folgenden sollen einige mögliche Konstellationen von innerfamiliärem Missbrauch und die damit verbundenen Schwierigkeiten sowie Lösungsmöglichkeiten dargestellt werden.

7.1 Sexuelle Übergriffe unter Geschwistern

Sexuelle Kontakte unter Geschwistern sind keine Rarität, dennoch erfordern sie ein sehr deutliches Eingreifen der Eltern. Problematisch sind insbesondere Situationen, in denen ein deutlicher Altersabstand zwischen den Geschwistern besteht oder die sexuellen Übergriffe mit Gewalt und Zwang einhergehen. Eltern befinden sich, wenn ein Kind von entsprechenden Übergriffen berichtet, meist in einem Dilemma. So wollen (und sollen) sie ihrem Kind glauben, dass es Opfer von sexueller Gewalt geworden ist. Gleichzeitig aber können sie oft nicht wahrhaben, dass eines ihrer eigenen Kinder so etwas tut. Das Dilemma ergibt sich dadurch, dass Eltern beide Kinder, Opfer und Täter, lieben und vor Schaden bewahren wollen. Die wesentliche Gefahr besteht darin, dass aufgrund dieses nicht lösbaren Konfliktes das Problem verleugnet wird und damit auch nicht gelöst werden kann, was unter Umständen dazu führt, dass sich die Missbrauchssituation fortsetzt und eine Behandlung sowohl des Täters als auch des Opfers nicht erfolgen kann.

Die grundlegenden Prinzipien zum Umgang mit dem Opfer sexueller Gewalt sind zunächst einmal unverändert, d. h. sichern Sie dem Kind ihre Unterstützung zu, hören Sie zu und sprechen Sie die weiteren Schritte mit dem Kind ab (siehe auch Kapitel 6). Im Mittelpunkt steht auch hier der Schutz des betroffenen Kindes.

Wenn die Geschwister in einem gemeinsamen Haushalt wohnen, wird es unvermeidbar sein, das Gespräch mit dem übergriffigen Kind ebenfalls zu suchen. Wir gehen dabei davon aus, dass die überwiegende Mehrzahl der Eltern keine Anzeige gegen ihr Kind erstatten wird. Dem sexuell übergriffigen Kind muss in dem Gespräch vermittelt werden, dass einerseits die Übergriffe sofort zu beenden sind, andererseits man aber auch bereit ist, das Kind zu unterstützen. Machen Sie deutlich, dass Sie die Handlungen des Kindes, nicht das Kind selber ablehnen. Gleichzeitig müssen Sie auch aktiv für den Schutz des Opfers sorgen, indem die Kinder engmaschig beaufsichtigt werden und ggf. räumlich getrennt werden (z. B. bei gemeinsamem Kinderzimmer). Auf entwürdigende Maßnahmen, wie z. B. nächtliches Einschließen eines Kindes, sollte dabei verzichtet werden. Unter Umständen kann auch die (vorübergehende) Unterbringung eines Kindes bei Verwandten eine Entlastung darstellen.

Suchen Sie unbedingt den Kontakt zu einer qualifizierten Beratungsstelle (siehe auch Anhang, S. 46), da häufig sehr widersprüchliche Gefühle gegenüber beiden Kindern bestehen können. So können auch negative Gefühle oder Schuldzuweisungen gegenüber dem missbrauchten Kind auftreten, ebenso wie eine überbehütende Haltung gegenüber dem missbrauchenden Kind. Bisweilen lässt sich bei sexuellen Kontakten unter Geschwistern auch nicht immer eindeutig klären, wer Täter und Opfer ist. Darüber hinaus finden Sie in einer Beratungsstelle Unterstützung im Umgang mit evtl. auftretenden eigenen Schuldgefühlen sowie bei der Planung von ggf. notwendigen Behandlungs- und Unterstützungsmaßnahmen für beide Kinder.

Bei schweren sexuellen Übergriffen eines Kindes oder Jugendlichen gegenüber Geschwisterkindern kann unter Umständen auch die Einschaltung der Polizei notwendig oder sinnvoll sein. Unerlässlich ist jedoch in diesem Falle die sofortige Trennung der Geschwister. Nehmen Sie in diesem Fall auch Kontakt zum Jugendamt in Bezug auf Möglichkeiten der Unterbringung des sexuell übergriffigen Kindes in einer pädagogischen Einrichtung, wie etwa einem Heim, auf.

Langfristige Fragen, die mit sexuell übergriffigem Verhalten unter Geschwistern verbunden sind, betreffen vor allem den Umgang der Geschwister untereinander, aber auch der Eltern zu ihrem Kind. Insbesondere nach schweren Übergriffen und einer vorübergehenden Unterbringung des missbrauchenden Kindes, z. B. in einer Einrichtung der Jugendhilfe, einer Klinik oder unter Umständen auch in einer Haftanstalt, stellt sich die Frage, ob eine Rückkehr in die Familie möglich ist. Die Beantwortung dieser Frage hängt von dem Behandlungsverlauf des missbrauchenden Kindes und der Einstellung des missbrauchten Kindes ab. Auch die Einstellung der übrigen Familienmitglieder spielt hierbei eine Rolle. Insgesamt sollte diese Entscheidung in enger Absprache mit den jeweils behandelnden Therapeuten bzw. dem Helfersystem erfolgen.

Bei sexuellen Übergriffen unter Stiefgeschwistern ist die widersprüchliche Reaktion des leiblichen Elternteils gegenüber dem missbrauchten Kind in der Regel deutlich geringer ausgeprägt. Dafür besteht bei leiblichen Eltern des missbrauchenden Kindes oder Jugendlichen unter Umständen eine größere Tendenz, das eigene Kind in Schutz zu nehmen und Schuldzuweisungen an das missbrauchte Kind zu richten bzw. diesem nicht zu glauben.

Für das Elternpaar ist dies eine ausgesprochen belastende Situation, da es möglicherweise zu einer radikalen Solidarisierung mit dem leiblichen Kind und damit verbunden zu einer Ablehnung nicht nur des Stiefkindes, sondern auch dessen leiblichen Elternteils kommt. Eine konstruktive Lösung unter Aufrechterhaltung der Familien- bzw. Paarstruktur ist dann ohne Hilfe von außen kaum möglich. Es besteht aber auch die Gefahr, dass sich ein Elternteil ausschließlich mit dem Stiefkind, unabhängig davon ob es Opfer oder Täter ist, und damit mit dem Partner uneingeschränkt solidarisiert, z. B. wenn eine ausgeprägte wirtschaftliche oder gefühlsmäßige Abhängigkeit besteht und damit das eigene Kind keine hinreichende Unterstützung erfährt. Auch hier besteht dringender Unterstützungsbedarf, z. B. durch eine Beratungsstelle oder das Jugendamt.

Als zusätzliche Problematik kann es passieren, dass getrennt lebende leibliche Eltern, die nicht mehr mit ihrem Kind zusammenleben, dem ehemaligen Partner Vorwürfe machen, sei es, dass der andere mit einer „Täterfamilie“ zusammengezogen ist, oder dass das eigene Kind durch ein Stiefgeschwisterkind „verführt“ oder „grundlos beschuldigt wird“.

7.2 Übergriffe durch Eltern

Sexuelle Übergriffe durch Eltern lösen beim anderen, nicht missbrauchenden Elternteil unterschiedliche, z. T. sehr heftige Emotionen aus. Neben dem Wunsch, dem missbrauchten Kind zu glauben, bestehen häufig auch widersprüchliche Reaktionen gegenüber den Angaben des Kindes. So ist es für viele Eltern nicht vorstellbar, dass der Partner, mit dem man Jahre zusammengelebt und gemeinsame Kinder hat, ein solches Verhalten zeigt. Damit verbunden sind Schuldgefühle gegenüber dem Kind, Wut auf den Partner, aber auch Ängste, dies alleine durchstehen zu müssen und bisweilen auch existenzielle Ängste. Trotz dieser widersprüchlichen Gefühle ist es wichtig, dem Kind zunächst zu glauben und Unterstützung zuzusichern. Auch hier steht der Schutz des Kindes an erster Stelle. Holen Sie sich unmittelbar Unterstützung bei einer Beratungsstelle oder dem Jugendamt. Eine Konfrontation des Täters sollte, wenn Sie Anzeige erstatten wollen, zunächst vermieden werden. Dadurch soll verhindert werden, dass der Täter Einfluss auf das Kind nimmt oder Beweise (z. B. Bilder der Tat) vernichtet. Allerdings darf der Wunsch nach Strafverfolgung nicht dazu führen, dass Ihr Kind nicht hinreichend geschützt wird.

Nach dem Schutz des Kindes sollten die weiteren Schritte gut mit einer Beratungsstelle und dem Jugendamt geplant sein. Neben der therapeutischen Versorgung des Kindes (vgl. Kapitel 6) wird es vor allem um die Auseinandersetzung mit der neuen Lebenssituation nach einer wahrscheinlichen Trennung von dem Partner gehen. Widersprüchliche Reaktionen des nicht missbrauchenden Elternteils gegenüber dem Kind sind dabei nicht ungewöhnlich. So können neben dem Wunsch, sein Kind zu unterstützen, auch Ärger über die Situation oder Zweifel an den Aussagen des Kindes auftreten, eventuell sogar Vorwürfe gegen ältere Kinder. Besprechen Sie diese widersprüchlichen Empfindungen mit einer Person Ihres Vertrauens, z. B. in einer Beratungsstelle oder bei einem Psychotherapeuten. Gerade ausgeprägte Abhängigkeiten im Rahmen der Elternbeziehung (finanziell, emotional) können dazu führen, dass Zweifel an den Aussagen des Kindes in Bezug auf einen Missbrauch entstehen. Sprechen Sie diese Punkte offen an.

Bei sexuellen Übergriffen durch Stiefeltern kommt für leibliche Eltern häufig noch die Auseinandersetzung mit den nicht mehr mit dem Kind lebenden leiblichen Eltern des missbrauchten Kindes und deren Vorwürfen hinzu. Versuchen Sie nicht, die Ereignisse zu verharmlosen, versuchen Sie vielmehr, die Unterstützung des anderen leiblichen Elternteils zu gewinnen. Wenn sich in dieser Situation die leiblichen Eltern auch noch gegenseitig Vorwürfe machen, kann dies für Ihr missbrauchtes Kind zu einer zusätzlichen Belastung werden.

Langfristig sind nach einem sexuellen Missbrauch durch Eltern insbesondere auch Fragen des späteren Umgangs zwischen Kind und den missbrauchenden Eltern zu klären. Diese Frage ist insofern wichtig, weil unter Umständen der missbrauchende Elternteil Umgang einfordert. Auch hier ist eine enge Zusammenarbeit mit dem Jugendamt und einem Fachanwalt für Familienrecht sinnvoll. Bei Kindern und Jugendlichen ist deren Wille hierbei mit zu berücksichtigen.

Zu klären sind daneben Kontakte zu übrigen Verwandten auf Seiten der missbrauchenden Eltern, z. B. zu Großeltern. Auch bei diesen können sehr widersprüchliche Empfindungen bestehen, sowie unter Umständen auch Vorwürfe gegenüber den nicht missbrauchenden Eltern.

Fazit:

Innerfamiliärer Missbrauch führt zu erheblichen Belastungen und Beeinträchtigungen der Beziehungen aller Familienmitglieder. Es wird dringend empfohlen, sich frühzeitig Unterstützung durch eine Beratungsstelle, das Jugendamt oder auch einen Psychotherapeuten zu holen. Themen in dieser Beratung sollten vor allem sein:

- Umgang mit widersprüchlichen und wechselnden Gefühlen und Reaktionen gegenüber Täter und Opfer,
- Unterstützung bei der Neugestaltung der Lebensumstände und finanziellen Fragen,
- Umgang mit eigenen Schuldvorwürfen,
- Umgang mit Vorwürfen Dritter,
- Planung von möglichen Kontaktwünschen des Täters.

Anhang

Weiterführende Literatur

Bundesministerium für Familie, Senioren, Frauen und Jugend. (2012). *Mutig fragen – besonnen handeln: Informationen für Mütter und Väter zum sexuellen Missbrauch an Mädchen und Jungen.* Berlin: Autor. Zugriff am 13.07.2016. Verfügbar unter http://www.bmfsfj.de/RedaktionBMFSFJ/Broschuerenstelle/Pdf-Anlagen/Mutig-fragen-besonnen_20handeln,property=pdf,bereich=bmfsfj,sprache=de,rwb=true.pdf

Braun, G. & Wolters, D. (1991). *Das große und das kleine Nein.* Mülheim: Verlag an der Ruhr.

Dyer, A. & Steil, R. (2012). *Starke Kinder. Strategien gegen sexuellen Missbrauch.* Göttingen: Hogrefe.

Eder, S. & Kettl, S. (2012). *Lorenz wehrt sich. Hilfe für Kinder, die sexuelle Gewalt erlebt haben.* Salzburg: Edition Riedenburg.

Enders, U. & Wolters, D. (2009). *Wir können was, was Ihr nicht könnt! Ein Bilderbuch über Zärtlichkeit und Doktorspiele.* Köln: mebes & noack.

Goldbeck, L., Allroggen, M., Münzer, A., Rassenhofer, M. & Fegert, J. M. (2017). *Sexueller Missbrauch* (Leitfaden Kinder- und Jugendpsychotherapie). Göttingen: Hogrefe.

Lauer, K. & Bley, A. (2003). *Das kummervolle Kuscheltier. Ein Bilderbuch über sexuellen Missbrauch, für betroffene Kinder und ihre Vertrauenspersonen.* München: arsEdition.

Mebes, M. & Klees, E. (2009). *Katrins Geheimnis.* Köln: mebes & noack.

Zartbitter e. V. (2016). *Alle Mädchen haben Rechte. Broschüre für Mädchen und Frauen.* Köln: Zartbitter Köln e. V. Zugriff am 13.07.2016. Verfügbar unter http://www.zartbitter.de/gegen_sexuellen_missbrauch/downloads/Broschueren/Alle_Maedchen_haben_Rechte.pdf

Wichtige Adressen und Anlaufstellen

AMYNA e. V. – Institut zur Prävention von sexuellem Missbrauch: AMYNA e. V. (http://www.amyna.de/) setzt sich in allen Arbeitsbereichen für den Schutz von Mädchen und Jungen vor sexueller Gewalt ein. Kein Kind kann sich alleine schützen. Daher sind die Zielgruppen der Arbeit von AMYNA e. V. ausschließlich Erwachsene (Eltern, Multiplikatorinnen und Multiplikatoren, Ehrenamtliche und weitere erwachsene Bezugspersonen), die für Kinder Verantwortung tragen.

Arbeitsgruppe Kinderschutz in der Medizin e. V.: Die AG-KiM (http://www.ag-kim.de) ist eine Subspezialität der Kinderheilkunde, die sich aus mehreren Bereichen der Medizin und darüber hinaus zusammensetzt. Ihr Ziel ist, die wissenschaftliche, klinische und praktisch-ärztliche Arbeit auf dem Gebiet der Erkennung und Verhinderung von Gewalt und Vernachlässigung an Kindern und Jugendlichen zu fördern. Weiterhin versteht sich die AG-KiM als Ansprechpartner für Fragen aus Politik, Versicherungs- und Krankenhauswesen sowie als Kooperationspartner zur Beantwortung offener Fragen aus Ämtern und Ministerien, die sich mit dem Thema medizinischer Kinderschutz beschäftigen.

Hilfeportal des Unabhängigen Beauftragten: Das Hilfeportal Sexueller Missbrauch (https://www.hilfeportal-missbrauch.de) ist das zentrale Bundesportal für Menschen, die in ihrer Kindheit oder Jugend sexuelle Gewalt erlitten haben, und Angehörige. Das Angebot richtet sich vorrangig an Erwachsene. Doch auch Kinder und Jugendliche finden hier Informationen, die auf ihre Bedürfnisse zugeschnitten sind. Betroffene und Angehörige finden hier Informationen zu Beratungsstellen und Therapieangeboten direkt in ihrer Nähe. Sie erhalten aber auch Informationen über rechtliche Aspekte, z. B. was in einem Strafverfahren passiert und wie Expertinnen und Experten dabei begleiten und unterstützen können.

Hilfetelefon des Unabhängigen Beauftragten: Das Hilfetelefon Sexueller Missbrauch (Tel.: 0800 22 55 530, kostenfrei und anonym; https://beauftragter-missbrauch.de/hilfe/hilfetelefon/) ist die bundesweite, kostenfreie und anonyme Anlaufstelle für Betroffene von sexueller Gewalt, für Angehörige sowie Personen aus dem sozialen Umfeld von Kindern, für Fachkräfte und für alle Interessierten. Es ist eine Anlaufstelle für Menschen, die Entlastung, Beratung und Unterstützung suchen, die sich um ein Kind sorgen, die einen Verdacht oder ein „komisches Gefühl" haben, die unsicher sind und Fragen zum Thema stellen möchten.

Missbrauch verhindern: Die Kampagne „Missbrauch verhindern!" (http://www.missbrauch-verhindern.de/) unterstützt Erwachsene bei der schwierigen Aufgabe, Kinder vor sexuellem Missbrauch zu schützen. Die Polizei informiert in Kooperation mit der Opferschutzorganisation WEISSER RING e. V. konsequent über sexuelle Gewalt an Minderjährigen. Diese Internetseite vermittelt wichtige Informationen über das tatsächliche Ausmaß des Missbrauchs, Täterstrategien oder über Anzeichen für Missbrauch. Durch diese Hinweise sollen Erwachsene in die Lage versetzt werden, Missbrauch zu erkennen, zu unterbrechen und Betroffenen zur Seite zu stehen. Ein wichtiger Teil des Opferschutzes ist auch eine Anzeige des Missbrauchs bei der Polizei. Deswegen enthält die Internetseite vielfältige Hinweise über die Arbeit der Polizei von der Anzeigenerstattung bis zur Gerichtsverhandlung.

Nationale Infoline, Netzwerk und Anlaufstelle zu sexueller Gewalt an Mädchen und Jungen (N. I. N. A.): N. I. N. A. (http://www.nina-info.de/) steht für Nationale Infoline, Netzwerk und Anlaufstelle zu sexueller Gewalt an Mädchen und Jungen. Hervorgegangen aus einer Initiative des ehemaligen Bundesvereins zur Prävention von sexuellem Missbrauch an Mädchen und Jungen e. V., setzt sich N. I. N. A. seit 2005 dafür ein, den Schutz von Mädchen und Jungen zu verbessern. Seit Mai 2014 hat N. I. N. A. die Trägerschaft und fachliche Leitung vom bundesweiten Hilfetelefon Sexueller Missbrauch übernommen. Über save-me-online.de bietet N. I. N. A. seit 2010 zudem spezialisierte Online-Beratung für ältere Kinder, Jugendliche und junge Erwachsene an.

Online Datenbank für Betroffene von Straftaten: Diese Internetseite (http://www.odabs.org) soll Betroffenen von Sexual- oder Gewaltdelikten dabei helfen, Einrichtungen in ihrer Nähe zu finden, die darauf spezialisiert sind, zu helfen. Vor Ort arbeiten Menschen, die die Betroffenen unterstützen, ihnen weiterhelfen und mit denen sie über das, was passiert ist, reden können.

Weißer Ring e. V.: Der WEISSE RING (https://www.weisser-ring.de/internet/) hilft überall in Deutschland Menschen, die Opfer von Kriminalität und Gewalt geworden sind, und kümmert sich auch um die Angehörigen. Der gemeinnützige Verein tritt öffentlich für die Interessen der Betroffenen ein und unterstützt den Vorbeugungsgedanken. Seit seiner Gründung im Jahr 1976 hat der WEISSE RING als einzige bundesweit tätige Opferhilfsorganisation ein flächendeckendes Hilfsnetz für in Not geratene Kriminalitätsopfer aufgebaut. Geschädigte können sich an mehr als 3.000 ehrenamtliche Helferinnen und Helfer in 420 Außenstellen an den WEISSEN RING wenden.

Wildwasser e. V.: Wildwasser.de (http://www.wildwasser.de/) wendet sich an Kinder, Jugendliche und Erwachsene, die von sexuellem Missbrauch betroffen sind. Ebenso können sich Freunde und Angehörige von Betroffenen, Fachpersonal und ehrenamtlich Tätige Rat und Hilfe holen.

Zartbitter e. V. – Kontakt- und Informationsstelle gegen sexuellen Missbrauch an Mädchen und Jungen: Zartbitter (www.zartbitter.de) ist eine der ältesten Kontakt- und Informationsstellen gegen sexuellen Missbrauch in Deutschland, die sowohl betroffenen Mädchen als auch Jungen Unterstützung anbietet. Ebenso machte sich Zartbitter aufgrund der Pionierarbeit zu den Themenschwerpunkten sexuelle Übergriffe unter Kindern, sexueller Missbrauch in Institutionen, in den neuen Medien, im Rahmen von Pornoproduktionen, im Sport sowie Frauen als Täterinnen einen Namen. Die überregionale Bedeutung der Fachstelle begründet sich nicht zuletzt in den von Zartbitter entwickelten Präventionskonzepten und -materialien.

Nummer gegen Kummer: Kinder- und Jugendtelefon (116111) sowie Elterntelefon (08001110550): Nummer gegen Kummer e. V. (https://www.nummergegenkummer.de) ist die Dachorganisation des größten telefonischen und kostenfreien Beratungsangebotes für Kinder, Jugendliche und Eltern. Zusammen mit seinen Mitgliedsorganisationen stellt der Verein mehr als 100 Telefonberatungsstellen in ganz Deutschland bereit. Nummer gegen Kummer e. V. ist Mitglied im Deutschen Kinderschutzbund und bei Child Helpline International.

Deutschsprachige Gesellschaft für Psychotraumatologie (DeGPT): Die DeGPT ist eine berufsübergreifende Fachgesellschaft mit dem Ziel, die Versorgung von traumatisierten Personen zu verbessern. Auf der Homepage der DeGPT finden sich Informationen für Betroffene. Die DeGPT führt Fortbildungsmaßnahmen durch und trägt zur Qualifizierung von Fachkräften bei. Unter der Internetadresse http://www.degpt.de/therapeutinnen-suche/ können nach regionalen Suchkriterien Therapeuten und Fachberater, die eine von der DeGPT zertifizierte Fortbildung durchlaufen haben, identifizier werden.